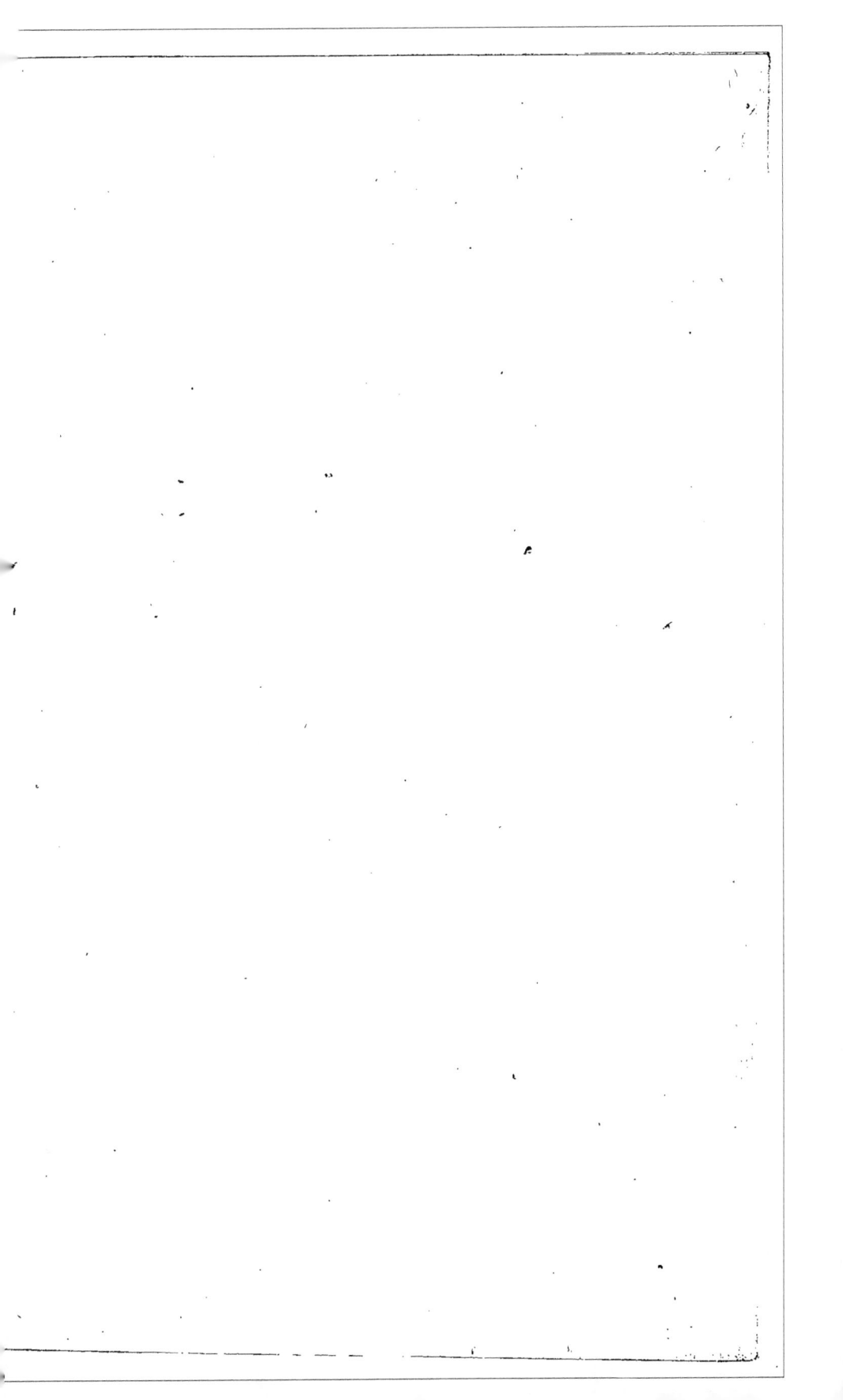

T 7
1167

RAPPORT

SUR LA

QUESTION DES ÉGOUTS

DE MARSEILLE

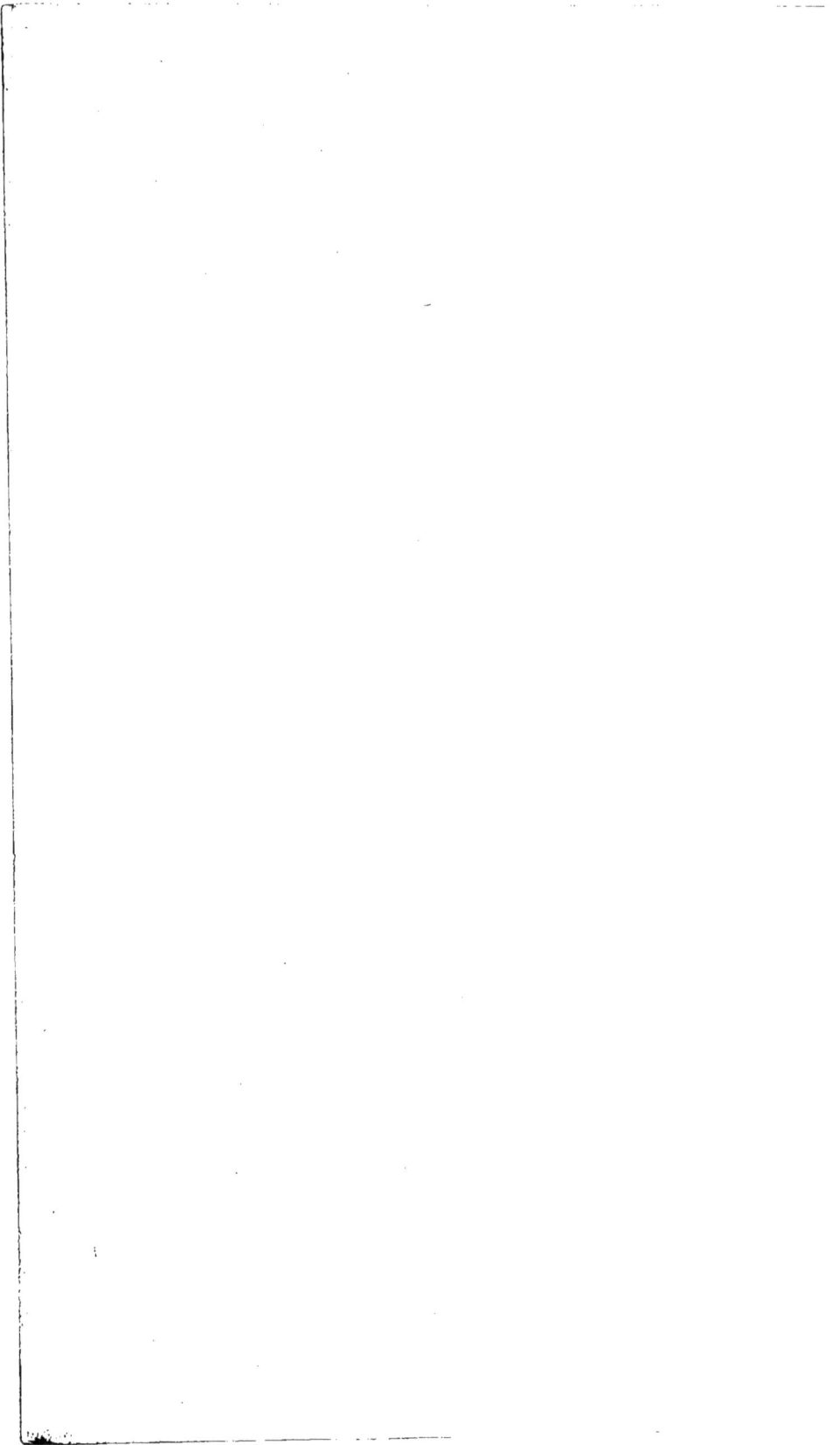

COMITÉ MÉDICAL DES BOUCHES-DU-RHONE

RAPPORT

SUR LA

QUESTION DES ÉGOUTS

DE MARSEILLE

PAR

Une commission composée de MM. GOUZIAN, Docteur en Médecine, *Président*; ROUGIER, Docteur en Médecine; ROUSSIN, Pharmacien, et E. MAURIN, Docteur en Médecine, *Rapporteur*.

MARSEILLE

TYPOGRAPHIE ET LITHOGRAPHIE CAYER ET Cie
Rue Saint-Ferréol, 57

1870

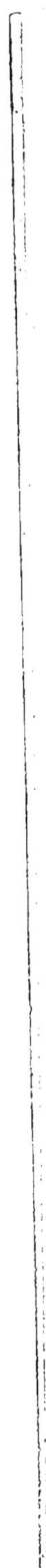

RAPPORT

SUR LA

QUESTION DES ÉGOUTS

DE MARSEILLE

MESSIEURS,

Pendant les chaleurs de l'été dernier, les bouches des égouts de Marseille exhalaient des gaz si fétides que la population ne cessait de s'en plaindre. Les journaux de la localité attribuaient au mauvais entretien des voies souterraines ces exhalaisons méphitiques et la rumeur publique y rapportait la cause de bien des maladies.

Le Comité Médical s'émut d'un pareil état de choses et nomma une Commission composée de MM. GOUZIAN, président, ROUGIER, ROUSSIN et MAURIN, rapporteur, à l'effet de l'éclairer sur une question qui intéresse au plus haut point l'hygiène publique.

Déjà cette Commission avait commencé ses travaux, lorsque l'autorité municipale, dont la sollicitude est toujours en éveil pour ce qui regarde la santé de nos concitoyens, délégua des membres du Conseil d'hygiène pour dresser un rapport au sujet de la désinfection des égouts de Marseille.

Notre collègue, M. le D' Pirondi, vint, au sein de la Commission scientifique, nous faire part officiellement du mandat dont il avait été revêtu. Il nous pria de suspendre nos travaux jusqu'après la présentation du rapport qui devait être soumis à M. le Maire, et dont copie manuscrite serait remise au Comité Médical.

Votre Commission était désireuse de s'entourer de tous les documents possibles pour porter, non pas seulement sur la question de désinfection des égouts, mais encore sur toutes les questions ayant trait aux égouts de Marseille un jugement sérieux. Elle acquiesça au désir de M. le D' Pirondi, avec votre agrément.

Le rapport officiel, adressé à M. le Maire, a été remis au Comité Médical le 11 septembre 1869, et de suite renvoyé à la Commission spéciale nommée par le Comité.

Depuis, nous avons consacré diverses séances à la lecture, à la discussion de plusieurs documents, à l'élaboration des bases sur lesquelles reposerait le travail, et enfin nous avons voté qu'une visite des égouts était nécessaire pour que la Commission se rendît compte fidèlement des *desiderata*, des améliorations à introduire et des mesures d'assainissement les plus pratiques à proposer.

Une lettre écrite en ce sens à M. le Maire, a trouvé l'accueil bienveillant auquel nous nous attendions, et les éloges sympathiques qui ont été adressés, à ce propos, au Comité Médical seraient pour tous ses membres un stimulant des plus vifs si la sollicitude de nos collègues pour l'hygiène publique n'était un devoir auquel ils sacrifient par habitude.

A la suite de cette lettre, vous avez chargé M. le D' Mittre, président de la Commission scientifique, et le rapporteur de votre Commission, d'inspecter les égouts, et le 10 mars, à 9 heures du matin, MM. Mittre et Maurin se trouvaient à l'entrée du grand collecteur, au conjoint de la rue Impériale et du boulevard des Dames.

MM. Latour, ingénieur de la voirie, Roux, directeur, et divers autres membres de l'Administration, dont nous regrettons de ne pouvoir citer les noms, ont bien voulu nous servir de guide dans ces canaux voûtés.

Nous y descendons par une échelle en fer à pente rapide ; en touchant terre, un bruit violent nous assourdit : il est occasionné par l'eau qui, remplissant la cuvette de l'égout, coule sur un radier ayant deux centimètres de pente par mètre.

Nous marchons à pied sec sur un trottoir de soixante centimètres de large. Ce trottoir, ainsi que la cuvette qui a un mètre de profondeur sur quatre-vingts centimètres de large, sont exactement cimentés et reposent sur du béton ; il n'y a donc pas d'infiltrations possibles. La voûte a deux mètres vingt-six centimètres d'élévation ; elle est construite en moellons ; quelques stalactites, un suintement plus ou moins abondant montrent que les eaux extérieures pénètrent à travers ses parois. L'odorat n'est pas sensiblement affecté, et les eaux de l'égout semblent plutôt boueuses que réellement sales.

Bientôt nous voyons diverses galeries latérales ; leurs ouvertures sont irrégulièrement elliptiques ; à peine un homme peut-il s'y introduire en rampant. Dans quelques-uns de ces égouts la scène change, des dépôts apparaissent, les eaux qui sortent des rues Malaval, Lorette, etc., exhalent une odeur plus prononcée. Les tanneries, les savonneries, les habitudes de certains de nos concitoyens se décèlent au nez. Mais nous ne comprenons pas encore pourquoi on nous a fait chausser les bottes d'égoutier, tant la marche est facile sur la banquette du grand collecteur.

Nous voici aux confins de la fabrique Grandval. Plus de trottoirs; l'eau emplit l'égout de bout à bout; notre cicerone passe devant et nous emboîtons son pas sans dévier, remontant le courant avec peine. Nous sommes dans l'eau jusqu'à mi-corps. Nos pieds reposent sur un lit de dépôts sablonneux; à droite et à gauche, quelquefois par le milieu de la voûte, débouchent des égouts particuliers ou les conduites des maisons voisines. Des traces visibles indiquent l'inobservation la plus complète des règlements de voirie.

Nous voici sous le Cours. Les conduites d'égouts deviennent de plus en plus nombreuses. Citons: l'égout de rue Tapis-Vert, heureusement parcouru par une masse d'eau qui délaye les nombreuses impuretés; l'égout Thubaneau; l'égout de l'Arbre, en réparation. La voûte s'est baissée sensiblement et nous arrivons péniblement courbés jusqu'au conjoint de l'égout du Cours et de la Cannebière. Là, l'odeur est suffoquante; enfin nous sommes heureux de nous trouver, hissés par des bras vigoureux, en plein soleil et en plein air, à côté de la fontaine du cours Belsunce.

Nous ferons ressortir dans la suite de ce rapport toutes les conséquences pratiques à déduire de cette visite; pour le moment qu'il nous soit permis de remercier nos guides de tous les soins et de toutes les attentions qu'ils ont eus pour vos délégués.

L'égout que nous avons visité est le grand collecteur. C'est l'égout le plus soigné, le mieux construit. Il date de 1858. Il a une longueur de 1,400 mètres environ.

La longueur totale des égouts de Marseille, tant anciens que modernes, est de 33,900 mètres.

Le plan topographique de la ville a permis de les diriger sur trois points principaux : le vieux port, le port de la Joliette et le Jarret.

La nécessité de conserver une pente suffisante à l'eau est cause que des égouts qui commencent avec une section en hauteur de 3^m26 ont à peine 1^m50 à leur bouche. Les pentes données au radier varient avec les accidents des terrains. Elles sont comprises entre un maximum de 0,03 par mètre et un minimum de 0,002 millimètres. Les premières, trop fortes, peuvent amener le déchaussement du radier ; les dernières, trop faibles, entraînent la stagnation des matières tant soit peu lourdes et l'accumulation de dépôts fermentescibles. L'absolue nécessité est la seule cause qui puisse les faire tolérer.

Les sections règlementaires sont au nombre de quatre.

N° **1**. Hauteur totale................. 3.26 $^{m.}$
    Profondeur de la cuvette......... 1. »
    Corde du radier................ 2.20
    Corde de la voûte.............. 2.80
    Largeur des trottoirs............ 0.60

N° **2**. Hauteur totale................. 2.30
    Profondeur de la cuvette......... 0.40
    Corde du radier................ 1.30
    Corde de la voûte.............. 1.75
    Largeur des trottoirs. 0.40

N° **3**. Hauteur totale................. 2.30
    Profondeur de la cuvette......... 0.30
    Corde du radier................ 0.50
    Corde de la voûte.............. 1.30

N° **4**. Hauteur totale................. 2.40
    Profondeur de la cuvette......... 0.20
    Corde du radier................ 0.70
    Corde de la voûte.............. 1.75

La plupart des anciens égouts, et ce sont les plus nombreux, ont une bien moindre section ; leur nettoyage devient très difficile. Les égouts particuliers ont encore des sections beaucoup plus petites ; on ne les nettoie pas ; ils ne sont pas entretenus aux frais de la ville et leurs propriétaires n'en prennent aucun soin.

Le radier des égouts communaux doit être fait, règlementairement, en béton cimenté ; mais la plupart des égouts anciens ont des radiers construits en moellons qui se disjoignent et permettent des infiltrations nuisibles.

Quelques-uns même de ceux nouvellement construits présentent ce vice originel : l'exsudation par ces radiers en moellons a lieu, pour ainsi dire, sans que l'on s'en doute, et l'infection des puits des maisons latérales est le seul signe qui puisse les faire présumer.

Disons, pour être juste, que cette infection des puits est due bien plus souvent aux éponges et aux puisards des propriétaires qu'aux égouts de la ville. Là est un usage que l'Administration ne doit pas tolérer.

Vous n'ignorez pas de quoi se compose une éponge ou un puisard. — Au milieu d'une cour ou d'un jardin, on creuse une fosse que l'on emplit de pierres et que l'on recouvre de terre. Les eaux pluviales, les eaux de vidanges et quelquefois les matières fécales sont déversées dans cette fosse ; la terre tout autour s'imprègne de ces déjections et l'eau des sources souterraines, alimentant les puits voisins, perd à ce contact ses qualités d'eau potable salubre. Le fait s'est passé récemment au marché des Capucins, où un puisard a altéré l'eau des puits de toutes les maisons placées en contre-bas.

Les voûtes des égouts communaux sont partout en moellons joints au ciment. En certains cas, cependant il conviendrait d'étendre sur ces voûtes une couche épaisse de ciment et de béton qui s'opposât aux infiltrations du sol.

Ainsi l'égout de la halle Montaux, qui traverse la rue Saint-Suffren dans sa longueur et se jette dans l'égout de la rue de Rome, est tracé à travers d'anciens dépôts de savonneries rapportés. Sa voûte seulement en moellons cimentés est le siége de telles infiltrations provenant des terres délayées voisines, qu'il tombe dans l'égout une quantité d'eau contenant des sulfures et des polysulfures de soude. Par leur décomposition en sulfate sulfuré, ces sels dissous occasionnent dans l'égout des émanations fort désagréables.

Les habitants de la rue Saint-Suffren et de la partie haute de la rue de Rome sont constamment incommodés par un dégagement continu d'acide sulfhydrique ; ce dégagement est assez fort pour noircir presque instantanément, aux regards de l'égout, des pièces d'argenterie.

Vous le voyez, au point de vue de la construction des égouts, bien des choses laissent à désirer.

Au point de vue de la direction donnée aux égouts, nous avons déjà établi que trois déversoirs naturels se présentaient aux ingénieurs.

Un seul égout, le grand collecteur, se rend dans le port de la Joliette. C'est l'égout que nous avons visité. A quelques mètres au-dessous du conjoint de la rue Impériale et du boulevard des Dames, les eaux sales pénètrent dans un tube en fonte de un mètre de diamètre qui traverse en syphon le port de la Joliette et vient aboutir en dehors de la jetée, sur le côté droit de la batterie.

Une galerie supérieure permet aux eaux d'orage seulement de s'écouler dans le port de la Joliette.

Enfin, en amont du tube, on a construit une grande chambre de 100 mètres sur 27 de large et 3.50 de haut que l'on emplit d'eau du canal. Tous les deux jours, une vanne est ouverte et l'eau est lancée avec une forte pression dans l'égout tubulaire, qu'il nettoie suivant toute sa longueur.

Le 11 mars, M. Mittre et votre rapporteur ont assisté à une de ces chasses ; l'eau sortant avec force de la bouche du tube, entraînait jusqu'à un millier de mètres en mer les détritus de tous genres, écorces d'oranges, fragments de balayures, etc., qui s'étaient accumulés pendant quarante-huit heures dans le conduit.

Les eaux sales gagnent ainsi la pleine mer, sans inconvénient pour la santé.

Le vieux port, moins bien partagé, reçoit :

Les trois égouts de la Cannebière ;

L'égout de la rue de la Pyramide ;

»   de la rue Impériale ;

»   de la rue de la Loge ;

»   de la rue de la Major ;

»   des ruisseaux du quai ;

»   du quai Rive-Neuve.

Deux annexes du port, le canal et le bassin de Carénage reçoivent à leur tour différents égouts des rues voisines.

Le bassin de Carénage est en outre infecté par un égout conduisant en majeure partie les eaux des savonneries.

On nous dira que malgré cela les eaux du port vieux sont moins infectées qu'autrefois ; que le mélange des eaux d'égouts avec près d'un mètre d'eau du canal est la cause de cette désinfection partielle ; que les poissons et les vers taraudeurs prouvent, par leur présence actuelle dans ce bassin, un état relativement plus salubre de ses eaux.

Nous répondrons, en constatant la vérité de tous ces faits, que faire déverser des égouts dans un port central n'en est pas moins une atteinte portée aux lois de l'hygiène ; que le mélange des eaux douces et des eaux salées sur un fond vaseux est contraire aux principes élémentaires de la salubrité publique ; qu'il peut en résulter, en un temps donné, des inconvénients graves pour la population et surtout pour les mariniers qui vivent à bord. Les diverses épidémies de choléra nous en ont fourni des exemples qu'il serait trop long d'énumérer ici.

Le troisième déversoir naturel, avons-nous dit, est le Jarret.

Il reçoit l'égout municipal du chemin de St-Pierre et les ruisseaux du boulevard de la Madeleine, du boulevard Chave, de toutes les rues des quartiers situés sur le versant de la plaine Saint-Michel et surtout les résidus et les buées des fabriques et des buanderies installées sur ces pentes.

Or, la plupart de ces égouts à ciel ouvert, se rendent dans le Jarret en avant de la campagne Ravel, où est située une prise d'eau pour le service de certaines bornes-fontaines de la ville et des maisons du quartier de la Plaine, des anciennes Calades, etc.

Le déversement des égouts laisse donc encore plus à désirer que leur construction.

Comment se nettoient les égouts ? Telle était la troisième question que votre Commission avait à étudier.

Les eaux pénétrant dans les égouts par les bouches situées au coin des rues, par les conduites des maisons, par les égouts particuliers, entraînent des matières solubles, des corps légers, flottants, que le courant emporte, et des corps lourds qui tombent au fond de la cuvette, enchâssant au milieu d'eux des substances organiques ou fermentées ou fermentescibles.

Les dépôts formés par ces matières obstrueraient les

égouts si on ne les nettoyait de temps en temps. Trente hommes seulement sont employés à cet effet. Ils travaillent par groupes, et à l'aide de tridents nettoyent les cuvettes à vif fond. Les matières extraites sont remontées sur la voie publique, puis emportées par les tombereaux découverts du service de la salubrité.

Indiquer ce mode primitif de nettoyage, c'est en faire comprendre tous les désavantages.

Tel est l'état de la question des égouts de Marseille au point de vue de l'hygiène publique. Quelles sont les améliorations que le progrès moderne commande? La réponse à cette demande sera la deuxième partie de notre rapport.

Nous avons dit que la longueur totale des égouts de Marseille est de 33,900 mètres. C'est à peu près le tiers de ce que l'étendue de la ville comporte; on s'en fera une idée exacte en sachant que les seules rues canalisées sont :

1ʳᵉ section. — Nord-Ouest.

Toutes les voies des nouveaux quartiers de la Joliette, du Lazaret et d'Arenc, entre l'Abattoir et le boulevard des Dames. — Rue de la Joliette. — Boulevard des Dames, rue d'Aix. — Cours Belsunce. — Rue Mazenod. — Boulevard de la Major. — Rue Sainte-Pauline. — Rue de l'Évêché. — Rue du Four-du-Chapitre. — Esplanade de la Cathédrale. Rue des Phocéens. — Rue Impériale et toutes les voies nouvelles ouvertes dans le périmètre de la concession Péreire.— Grand'Rue, entre les rues Négrel et de la Mure. — Rue Saint-Martin et place du Mont-de-Piété. — Rue Halle-Puget et rue du Saule. — Rues de la Pyramide et Pavé-d'Amour. — Contour de la Bourse et place de Bourse. — Rues des Templiers et de Beausset. — Rues Coutellerie

et Juge-du-Palais. — Rue de la Loge et de la Mairie. —
Diverses petites rues aux abords du quai Saint-Jean.

2° section. — Sud-Est.

Rue Bernard-du-Bois. — Boulevard de la Gare et National, jusqu'à Longchamp. — Boulevard National, entre le
chemin de Sainte-Marthe et la route impériale n° 7. —
Rue Tapis-Vert. — Rue Longue-des-Capucins, entre les
rues Tapis-Vert et Thubaneau, et entre les rues de l'Arbre
et Noailles. — Rue Thubaneau. — Rue de l'Arbre. —
Boulevard Dugommier. — Allées et place des Capucines.
— Allées de Meilhan. — Boulevard de Longchamp et cours
du Chapitre — Rue Consolat, entre la rue Bernex et la
place des Réformés. — Rue Bernex.

3° section. — Nord-Est

Rue Noailles. — Chemin de Saint-Barnabé, entre la
route impériale n° 8 *bis* et le Jarret. — Rue Saint-Savour-
nin, place Saint-Michel et rue Saint-Michel. — Rue Fon-
tauge. — Rue de Lodi. — Rue Vincent, jusqu'à la rue
Abbé-Féraud. — Du boulevard Chave jusqu'à la rue Abbé-
Féraud. — Du boulevard Chave, vers l'église Saint-Michel,
au Jarret, au travers les quartiers en création du Camas,
la rue Saint-Pierre, le boulevard Baille et la traverse du
Cheval-Marin. — Rue des Vertus et boulevard Baille, entre le chemin de la Loubière et l'égout de Saint-Pierre. —
Boulevard Baille, entre les rues de Lodi et du vieux chemin de Rome. — Route impériale n° 7, entre les rues
Mondovi et vieux chemin de Rome. — Rue Saint-Charles.
— Rue des Minimes, entre la rue Saint-Michel et le boulevard de Rome. — Boulevard de Rome. — Rue d'Aubagne, entre la place Notre-Dame-du-Mont et le nouveau

cours Lieutaud. — Nouveau cours Lieutaud. — Boule_
vard du Musée, entre les rues des Trois-Mages et Noailles.
— Rue Vacon, entre les rues d'Aubagne et de Rome. —
Rue Théâtre-Français. — Rue Papère. — Rue Longue-
des-Capucins, entre les rues des Feuillans et Noailles. —
Rue Rouvière.

4ᵉ section. — Sud-Ouest.

Cours Saint-Louis et rue de Rome. — Rue Cannebière. — Rue Paradis, entre la Cannebière et la rue des
Vignerons. — Rue Grignan, entre les rues Saint-Ferréol et Paradis, et entre la rue Breteuil et le boulevard
de la Corderie. — Rue Saint-Ferréol, entre la rue Grignan
et la place Saint-Ferréol. — Place Saint-Férréol. — Place
de la Préfecture. — Boulevard du Muy. — Rue d'Albertas.
— Rue Molière. — Rue Beauvau. — Rue Vacon, entre la
rue Beauvau et le Port. — Rue Breteuil, entre le canal et
la rue Montebello. — Cours Bonaparte. — Boulevard Notre-
Dame, entre le cours Bonaparte et la rue Grignan. — Rue
Sylvabelle, entre les rues Montaux et de Rome. — Rue
Montebello. — Le Prado, entre Castellane et la mer. —
Avenue du Couvent du Saint-Sacrement.

Ainsi, la plupart de nos faubourgs sont dépourvus de
ces galeries souterraines, et c'est là surtout que la population ouvrière abonde et que les moyens d'appropriation
de la voie publique doivent attirer toute la sollicitude de
l'édilité. Un million de francs a été voté pour la construction de nouveaux égouts. Il est indispensable d'utiliser au
plus tôt ce crédit.

Il y aura lieu ensuite de refaire les égouts dont les sections ne sont pas règlementaires; car le nettoiement de

toute galerie qui n'a pas un mètre de hauteur est à peu près impossible.

Il faut désormais édicter des ordonnances très sévères relativement aux égouts particuliers, ne permettre leur construction que suivant des règlements très détaillés touchant la forme des radiers, la pente, etc., défendre le jet des matières fécales et des détritus solides des cuisines dans ces égouts, lorsqu'ils communiquent avec une galerie municipale, et cimenter, à leur ouverture sur la galerie, une grille en fer qui empêche l'arrivée des corps solides dans la cuvette du collecteur communal.

Une grille semblable devrait être placée à l'ouverture des conduites des maisons particulières, dans l'égout. Les propriétaires auraient alors intérêt à ne pas violer les règlements ; l'obstruction de leur voie d'écoulement des eaux de vidanges serait une juste punition s'ils y contrevenaient ; enfin, ils ne pourraient plus enlever la grille de leur conduite, ce qu'ils font facilement maintenant qu'elle est placée sous la première dalle du trottoir.

Le public marseillais, des architectes même, ignorent que les égouts doivent recevoir seulement les eaux de pluie et de vidange et non point les matières fécales ni les balayures. Il faut leur rappeler à cet égard l'art. 60 du règlement. Enfin, il faudrait faire placer encore une grille à l'ouverture de la bouche des égouts au niveau des trottoirs, afin que les matières solides entraînées par l'eau des ruisseaux ne tombassent dans les galeries ou n'y fussent pas jetées par les balayeurs eux-mêmes.

Non seulement le radier doit toujours être cimenté, mais encore il faut cimenter et bétonner les voûtes lorsqu'elles reçoivent des infiltrations de mauvaise nature. C'est par un travail de ce genre que l'on désinfectera l'égout de la rue Saint-Suffren.

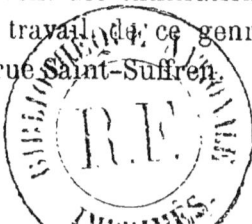

Prions l'administration municipale d'intervenir rigoureusement pour détruire la funeste et dégoûtante habitude de construire des éponges et des puisards destinés à
recevoir les eaux de pluie et de vidange, quelquefois même
les matières fécàles. Si l'on songe à l'infection que ces
éponges occasionnent dans les maisons, aux accidents
qui peuvent en résulter pour les locataires, aux infiltrations qu'elles occasionnent et qui vicient les eaux des ha-
bitations voisines, on avouera que de telles licences ne
doivent pas être tolérées. Il y a dommage porté à la propriété et à la santé d'autrui.

Par rapport au déversement des égouts dans leurs ré-
ceptacles naturels, votre Commission est d'avis que le
système adopté pour le port de la Joliette devrait être ap-
pliqué au plus tôt aux égouts qui se jettent dans le vieux
port. Un tube en fonte, traversant ce bassin en syphon,
recevrait ainsi toutes les eaux des divers égouts et les pro-
jetterait en rade. Par ce moyen, on désinfecterait le port;
on éviterait le mélange pernicieux de l'eau douce fétide
avec l'eau salée sur un fond vaseux ; on diminuerait les
chances d'envasement du bassin ; et surtout on remédie-
rait au vice radical que voici : le niveau des égouts, lorsque
la mer est grosse, est inférieur au niveau des eaux du
port. Celles-ci, par les vents d'est et de sud-est, s'engouf-
frent dans les égouts de la Cannebière et de la rue de
la Pyramide jusqu'à la rue Saint-Ferréol et au quai des
Augustins.

Le clapotement des eaux, le refoulement des matières
que l'égout apporte occasionnent des dépôts dans les galeries jusqu'au Cours, et des odeurs fétides frappent les habitants voisins des bouches d'égout sur la Cannebière, la
rue Saint-Ferréol, la rue Paradis, les abords de la Bourse.

Ces inconvénients seraient évités par la mesure que le rapporteur de votre Commission a indiquée à l'Académie des Sciences en 1864 et que nous approuvons tous.

L'assainissement des annexes du port serait la consé-quence forcée du remaniement des égouts, nécessité par la pose de l'appareil tubulaire. Une chambre de chasse, analogue à celle du syphon de la Joliette, deviendrait aussi nécessaire.

Nous abordons la question la plus délicate : celle des égouts particuliers et des ruisseaux qui se rendent dans Jarret, en amont de la prise d'eau de la ville.

Disons que M. le Maire, officieusement instruit de ce déplorable fait, a ordonné une enquête immédiate pour que cet abus cessât. Mais il est de notre devoir d'aviser la population de ne pas user pour le moment de l'eau de l'Huveaune pour son alimentation. Il pourrait en résulter des accidents putrides, des embarras d'estomac et des fièvres à forme muqueuse.

L'Administration municipale ne pourrait-elle pas, jus-qu'à cessation des abus signalés, fermer sa prise d'eau de la propriété Ravel ?

Le nettoyage des égouts se fait à bras d'hommes. Le tube de la Joliette seul est nettoyé par un moyen méca-nique, les chasses d'eau. Il est regrettable que les grands égouts de Marseille ne puissent pas être balayés de temps en temps par de forts courants d'eau. Ce serait un très bon moyen d'assainissement.

Si les bassins construits sur divers points de la ville, aux Moulins, à la colline Bonaparte, etc., ne perdaient pas l'eau, ils seraient bien appropriés à cet usage. Tôt ou tard il faudra songer à les réparer.

En hiver, comme les pluies sont fréquentes, on n'a pas

besoin de ces chasses artificielles ; mais en été, lorsque la quantité d'eau qui tombe dans les égouts est diminuée de tout le volume employé à l'arrosage ; elles seraient des plus utiles et détruiraient en grande partie les odeurs fétides dont la population est incommodée.

L'égout de Longchamp seul reçoit l'excédant des eaux du bassin du plateau, et les regards placés sur sa longueur sont loin de fournir des exhalaisons aussi fétides que ceux des autres galeries souterraines.

On se fera une idée exacte des matières qui doivent salir les égouts de Marseille par la statistique suivante : les vidangeurs affirment que 8,000 maisons seulement sont abonnées aux fosses mobiles ; 1,000 maisons au maximum sont munies de fosses fixes (1). Restent 13,000 maisons qui déversent les résidus de cuisine, les eaux et les matières fécales ou dans la rue, ou directement dans les égouts à l'aide de conduites irrégulièrement établies.

Il ne faut donc pas s'étonner que le service de balayage de nos rues enlève chaque jour 27 tombereaux de balayures, mêlées de matières fécales, et que 30 hommes employés au curage des égouts extrayent chaque nuit environ 4 tombereaux de dépôts accumulés dans les cuvettes de ces voies souterraines.

Or, si l'on songe que ces 30 hommes, divisés en 4 ateliers, nettoyent chaque nuit quatre points seulement de nos égouts ; qu'ils restent environ trois mois pour revenir nettoyer au même point ; qu'ils doivent remonter sur la voie publique les détritus humides et fermentés qu'ils extrayent ; on concluera sans peine : 1° que le nombre

(1) Notons que ces fosses fixes deviennent des foyers pestilentiels pour les maisons, par suite de l'inertie des locataires ou des propriétaires qui ne les font pas régulièrement curer.

des égouttiers n'est pas assez considérable pour une grande ville comme la nôtre ; 2° qu'il s'exhalera toujours des odeurs repoussantes des regards des égouts tant qu'on ne nettoyera pas plus souvent leur cuvette à vif fond ; 3° qu'il y a danger pour la salubrité publique à ramener sur la voie des matières fermentées et putrides comme celles que l'on extrait des radiers. Et vous approuverez votre Commission qui propose de doubler au moins le nombre des égoutiers, d'augmenter le nombre des ateliers, de nettoyer les égouts à l'aide de dragues opérant le mélange des détritus avec l'eau courante dans les égouts.

On nous répondra que la plupart des égouts se rendant au port vieux, le service des ports maritimes s'opposerait à ce dernier système de curage qui envaserait le bassin.

Mais cette objection ne pourra plus être faite si on construit le canal tubulaire que votre Commission a proposé.

D'ailleurs, les dangers d'envasement seraient moindres si l'Administration des ponts et chaussées n'encombrait pas nos égouts de toutes les boues et de toutes les poussières qu'elle enlève aux routes impériales traversant la ville. Il y a là un abus flagrant et qu'il importe de faire cesser.

Enfin, si on surveillait rigoureusement l'exécution de l'arrêté qui enjoint à tous les propriétaires d'avoir des fosses mobiles dans leurs maisons, les égouts seraient moins encombrés de matières fécales et l'agriculture y gagnerait. Mais il faut pour cela qu'une décision soit prise à l'égard des dépotoirs, et la question est en suspens depuis la publication de notre rapport sur les établissements d'Arenc.

Toutes les améliorations que votre Commission propose ne pourront pas être introduites immédiatement dans le système des égouts de Marseille. Y a-t-il quelques moyens faciles, d'une application immédiate, pour obvier aux plus graves inconvénients existants, pour atténuer ou diminuer les odeurs infectes qui sont exhalées ?

Nos honorables confrères, MM. les délégués du Conseil d'hygiène, ont étudié cette question avec tout le soin qu'elle comporte, et leurs conclusions méritent d'être adoptées. Badigeonner les regards et les voûtes des galeries avec des huiles lourdes de goudron, des composés phéniqués ou chlorurés est une pratique qui doit être suivie de bons résultats. Mais ce ne sont là que des palliatifs d'un effet très peu persistant.

M. Latour, ingénieur en chef de la voirie, a proposé de créer de violents courants d'air dans les égouts les plus infects, à l'aide de ventilateurs placés soit aux regards, soit aux bouches d'égouts. Ce moyen sera incontestablement suivi d'excellents effets; il est bien préférable à l'emploi des cheminées d'appel, usitées en Belgique et en Angleterre, mais d'une application difficile dans nos pays méridionaux, où il faut compter avec l'imagination ardente des peuples, d'une part; la disposition topographique de la ville et la cherté des immeubles, d'autre part.

Mais votre Commission, tout en conseillant l'emploi de ces procédés immédiats, provisoires, indispensables, fait observer qu'ils ne résolvent pas le problème de l'assainissement des égouts. Ces demi-mesures, en hygiène publique, ont le désavantage de donner une quasi-satisfaction à l'opinion populaire et de faire endormir habituellement les administrations dans une trompeuse sécurité.

La question est, en ce cas, si importante, la santé géné-rale est ici tellement en jeu, que votre Commission croit devoir aviser l'autorité, et elle vous propose d'adresser à M. le Maire et au Conseil Municipal ce rapport avec les conclusions suivantes :

1° Les égouts de Marseille laissent fort à désirer au point de vue de la salubrité publique ;

2° Il est dans leur construction, leur déversement et leur nettoyage des vices qu'il faut corriger :

3° Il importe de prendre à cet effet des mesures admi-nistratives rigoureuses, et de plus il faut faire cesser des abus graves qui se produisent journellement ;

4° Le Comité Médical appelle sur cet important pro-blème d'hygiène publique toute l'attention et toute la sollicitude de l'édilité marseillaise.

Les Membres de la Commission :

GOUZIAN, *président*, ROUGIER, ROUSSIN, E. MAURIN, *rapporteur*.

Approuvé par la Commission scientifique en sa séance du 18 mars 1870.

LE PRÉSIDENT,   LE SECRÉTAIRE RAPPORTEUR,
T. MITTRE.   ISOARD.

Adopté par le Conseil d'administration en sa séance du 28 mars 1870.

LE PRÉSIDENT DU COMITÉ,   LE SECRÉTAIRE GÉNÉRAL,
J. PERRIN.   C. MÉNÉCIER.

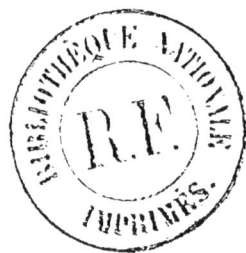

www.ingramcontent.com/pod-product-compliance
Lightning Source LLC
Chambersburg PA
CBHW060458200326
41520CB00017B/4829